# La Historia de Mi Vida

## Una Inspiración para los que sufren de Múltiple Esclerosis

## Por Teto

Perth, Western Australia

2014

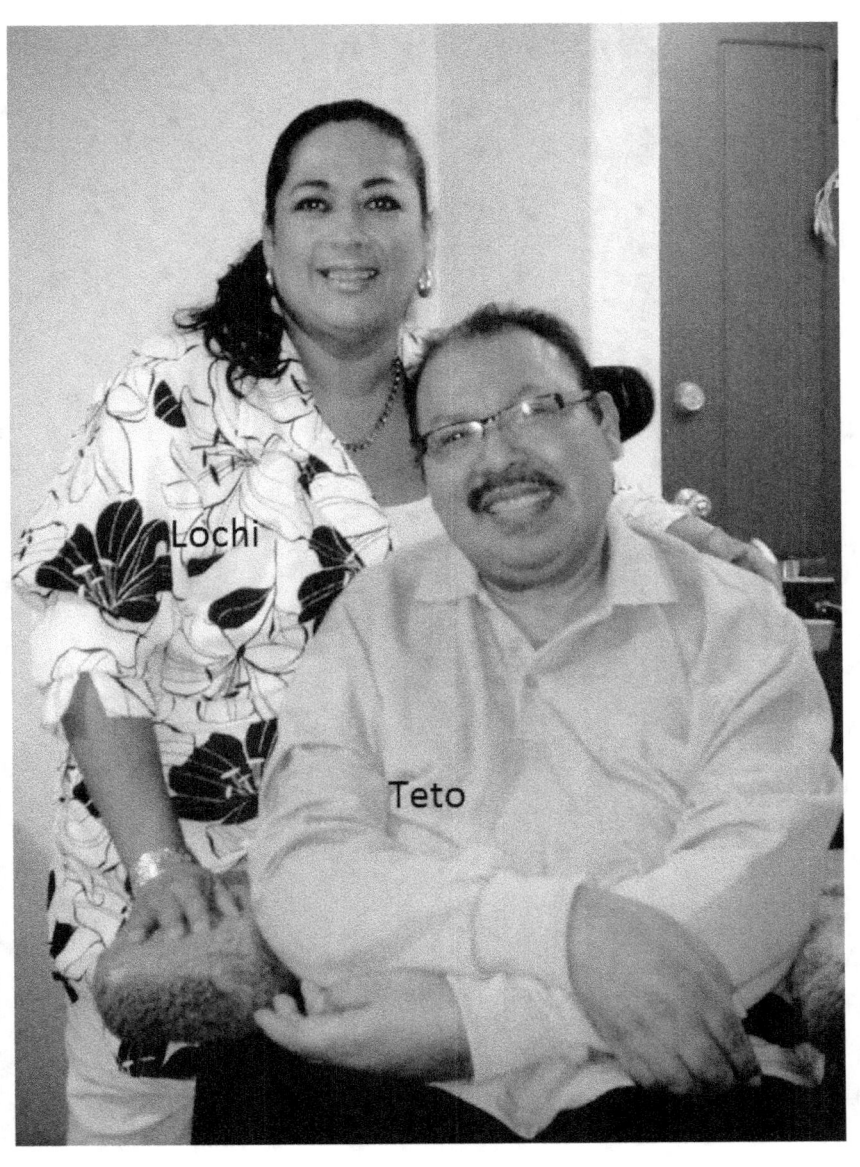

# Índice

## Dedicatoria

Con la trayectoria de la enfermedad que me ha afectado ya por varios años por la enfermedad llamada "Múltiple Esclerosis", mi corazón y me espíritu se encuentra muy fuerte y es por eso que desde la silla en que me encuentro confinado he decidido escribir esta humilde obra la cual dedico a todas aquellas personas que padecen de la misma enfermedad.

A mis amigos y en especial a mi esposa Lochi y a mis hijos Hazel Sabrina, Kevin Ernesto, así como a mis hermanas Silvia y Guadalupe por su valioso apoyo y dedicación a cuidarme para que pueda gozar de una calidad de vida digna, a pesar de la enfermedad que inmoviliza mi cuerpo pero no mi espíritu.

Gracias y los quiero mucho.

Teto

## Introducción

*"Solo se tiene una vida, aprender a vivir en el gozo espiritual, en la salud y en la prosperidad"*

Estimado lector, está comprobado que la mejor cura para el alma es compartir nuestras experiencias y también nuestros pensamientos y nunca jamás desanimarnos y para ello, nada más refrescante y saludable que leer o escuchar palabras de aliento, de esperanza y de solaridad.

En el presente documental literario, el protagonista nos hace partícipe de su investigación científica y de su humanismo. Nos habla también de él cuando nos da a conocer su propia historia en la que se destaca su mensaje que nos dice que "hay que aprender a vivir en las buenas y en las malas".

El protagonista, con toda su humildad, reclama una mayor atención en la familia y en lo social, abriendo las entrañas de su mensaje central en la que nos dice que "nosotros podemos hacer mucho más por nuestra propia vida que lo que ella puede hacer por nosotros".

Y así nuestro personaje nos presenta diversos cuadros de una vida y de una historia.

En el primer cuadro encontramos un antecedente de carácter científico e investigativo que nos pone en conocimiento de las cinco principales bacterias que atacan al hombre y también de su perseverancia en busca de una esperanza.

Nuestro amigo, miembro de la Sociedad de Múltiple Esclerosis de Western Australia, lleno de mucho optimismo, también nos dice: "Amigos, tengamos paciencia, las investigaciones sobre esta enfermedad nos dan buenas nuevas. Sigamos con FE y ESPERANZA, que nuestro Creador nos bendecirá con un milagro muy pronto".

En el segundo cuadro que es de naturaleza familiar, nos revela su lugar y fecha de nacimiento, que fue justamente en septiembre, mes de la independencia patria, lo que evidencia su marcado sentimiento patriótico. Nos revela además el nombre de sus padres y de sus hermanas. Luego nos abre la ventana de sus sueños, de sus recuerdos de infancia, de sus estudios y pasatiempos entre los que sobresale su gran pasión por el fútbol, destacándose como la muralla en el delicado puesto de la defensa.

Como es natural, nos pone en evidencia cuando conoció por primera a la señorita Ana Rosalina García Amaya, conocida socialmente como Lochi y con quien contrajo matrimonio en marzo de 1979  y como producto de ese matrimonio, el nacimiento de sus dos hijos Hazel Sabrina y Kevin Ernesto.

Finalmente, Teto, mi amigo del alma, gracias por la confianza que me has brindado en presentar tu obra, producto de tu pensar y sentir, donde hay mucho amor y bondad.

¡Qué Dios te bendiga!


Jesús Ramírez

**El Deseo de vivir;**

Permítame contarle lo que he visto en el corazón quebrantado y frustrado en aquellos que padecen esta enfermedad. En Diciembre 2010 conocí a Henry Luong, un joven de nueva Zelandia con profundo aspecto asiático y de aproximadamente unos 22 años de edad. Yo me encontraba en uno de los jardines alrededor del hospital Royal Perth, en Shenton Park esperando la hora de una de mis tantas citas médicas.

Henry arribo donde estaba yo y mi esposa pidiendo ayuda, necesitaba que alguien le colocara y encendiera un cigarrito, el al igual que mi imposibilitados de las manos y balance se dispuso a fumarse su cigarro y haciéndonos compañía empezó a preguntar cuál era mi enfermedad. Yo respondí que tenía múltiple esclerosis. Luego entablamos conversación e hice la misma pregunta; su respuesta fue el contarme la historia de que tuvo un accidente automovilístico a la edad de 16 años y como resultado, que se daño la cuerda de la espina dorsal habiendo quedado imposibilitado. Luego dijo que para él lo más triste fue que su madre y el resto de familiares desde esa época del accidente lo abandonaron en el hospital y que se movieron de Perth a un lugar que nunca supo.

Al momento de contar Henry su historia sus ojos se llenaban de lágrimas y dijo que ya había tenido dos intentos de suicidio pero se le habían frustrado y que estaba planificando el tercero pero que este seria definitivo.

Yo con mi enfermedad me sentí movido a consolarle y pude observar que en su cuello había una cadena con crucifijo y aprovechando esto dije; ¿porque tu deseas hacer eso si crees en Jesucristo? El respondió ¿y quien es él? Así me dio la oportunidad y le dije quien era Jesús y que además él es nuestro guía, salvador, y nuestro rey. Luego le dije; tu lo andas en tu cadena, y él respondió diciendo; ¡no sabía que el es Jesús! luego me dijo que esa cadena se la puso su madre la ultima vez que la vio y que este era el único recuerdo de su madre y por eso la vestía.

Amigos, así como este hay muchos otros casos que he visto y eso me inspire a escribir estas líneas. Porque muchas de estas personas se sienten solas y abandonadas. A ellos quiero decirles que no se sientan solos pues hay muchas formas de hacer amigos que pueden ayudarles no solo en la soledad pero a darles fuerza y valor a través de la enfermedad.

Yo les comparto que antes y durante el proceso de enfermedad he logrado una cantidad muy grande de amigos que me dan mucho ánimo a seguir adelante. Existen además grupos de apoyo como el de la Esclerosis Múltiple acá en Perth, Western Australia y así se que hay mas alrededor del mundo. También existen grupos comunitarios que puedes encontrar a través del internet.

*Yo con mi computador y el ratón integral que opero con mi boca, he hecho muchos amigos con quienes comparto ideas y conocimientos.*

Y porque no mencionar la cantidad de visitas reciprocas para compartir un refresco, un té, un café, una película, escuchar música, en fin tantas otras cosas.

Con esto simplemente quiero decir que no hay nada que nos limite a seguir adelante como al poder seguir aprendiendo. Si usted es una de las personas que cargamos con 'múltiple esclerosis' te invito a que tomes animo, que valores tu vida y que aproveches las oportunidades que te rodean. Únete a los grupos sociales donde encontraran el apoyo necesario. Dejemos a un lado las cosas negativas, si está caliente prendamos el aire acondicionado, si esta helado la calefacción; aprendamos a vivir la vida, compartamos y comportémonos bien con nuestros amigos y familia ya que esta es la manera de mostrar nuestro valor y respeto, ellos también aprenderán a valorar nuestra condición y ganaremos el respeto.

Otro caso más de desesperación;

Aproximadamente hace unos dos años me impacto la noticia en TV sobre alguien que con mejor condición que la mía pero con la misma enfermedad que yo padezco, pidió la inyección conocida como EUTANASIA, Esta inyección que en algunos países es legal causa la muerte del paciente que pide ser inyectado. Mi corazón se duele mucho cuando se de personas que mueren por esta acción, acción a la que se debe llamar siempre homicidio, o suicidio asistido. Personalmente me opongo a esta práctica ya que abiertamente está en grave conflicto de la práctica que rige la medicina.

Yo, como creyente y agarrado de la mano de nuestro señor Jesucristo, no deseo ni permito que esa mala acción se cruce por mi mente, gracias a Dios he sabido aceptar mi condición. Dios me ha guiado y me ha dado las fuerzas necesarias para seguir adelante aplicando pensamientos positivos, disfrutando de esta preciosa vida. Tenemos que hallar y darle sabor a la vida y esto se logra con Fe y Esperanza; sabemos que para Dios no hay nada imposible.

Fe y Esperanza;

Es lo que debemos mantener, Dios es el mismo de ayer, hoy y siempre. Milagros aún existen y así mismo la ciencia se encuentra en pleno desarrollo. Amigos, seamos pacientes sin perder la esperanza de ser sanados, Dios es misericordioso y si en sus planes esta el milagro debemos esperarlo y si no se da, aún así la vida que nos dio es preciosa.

Les invito a seguir adelante...

Una historia, una vida

## Múltiple Esclerosis -Generalidades

Todos los seres pertenecientes a los tres principales reinos: Animal, Vegetal y Mineral, sufren enfermedades que les acortan la vida sino se les trata con la debida anticipación. No es mi intención describir qué bacterias afectan al Reino Mineral ni mucho menos al Vegetal, pero sí puedo afirmar que el Reino Animal y dentro de éste, en especial, el ser humano es víctima principalmente del ataque de cinco bacterias las cuales son: La Streptococcus pneumoniae, la Enterococcus, la Escherichia coli, la Klebsiella pneumoniae y la Pseudomonas aeruginosa.

La bacteria Streptococcus pneumoniae es la que nos hace sufrir de sinusitis, de otitis la temible neumonía que si no es tratada a tiempo también puede degenerar en peores enfermedades como la; septicemia o la meningitis, a veces con consecuencia casi mortales.

La otra bacteria que forma parte de nuestra flora intestinal y que puede causar infecciones en el tracto urinario derivando en endocarditis, peritonitis y abscesos intra-abdominales, es la conocida como Enterococcus.

Pero además de las anteriormente mencionadas están también la Escherichia coli, que como la anterior, es la primera causante de infecciones del tracto urinario y de la septicemia. No es extraño que algunos pacientes hospitalizados y por la misma razón con las defensas bajas, sean afectados por la bacteria Klebsiella pneumoniae, que ataca la piel, el tracto gastrointestinal y las vías respiratorias de los pacientes.

Existe otra bacteria, la Pseudomonas aeruginosa, que provoca infecciones nosocomiales y complicaciones bacterianas en pacientes con fibrosis quística. Todas estas bacterias que afectan a nuestro cuerpo, tienen una debilidad que se circunscribe que se pueden tratar con antibióticos, aunque por el abuso de los pacientes de auto-medicarse para combatirlas, dichas bacterias han creado gran resistencia.

De acuerdo a los científicos, en un grano de tierra (cinco millonésimas partes de un metro), se encuentran cerca de 40 millones de células bacterianas y todas ellas están siempre al acecho de nuestro cuerpo. No debemos de olvidar que las bacterias, según los estudios científicos, representan "una de las formas de vida más antiguas, resistentes y extendidas de la Tierra".

Se "cree que el 90% de las bacterias existentes aún no han sido descritas y tienen una capacidad de supervivencia tan elevada y una resistencia al medio, que algunas son capaces de vivir en la lava de los volcanes, en los desechos radioactivos y el espacio exterior".

Pero lo anterior no nos debe de alarmar, porque "en nuestro cuerpo hay tantas células humanas como bacterianas, de modo que podemos decir que somos mitad células y mitad bacterias. Afortunadamente la mayoría de estas bacterias que están en nuestro cuerpo son beneficiosas para nuestras vidas, aunque algunas veces les hacemos daño cuando consumimos antibióticos innecesariamente o en sobredosis.

Las enfermedades causadas por muchas de las bacterias, tenemos la suerte de poderlas curar ingiriendo algunos tipos de medicamentos, que las investigaciones científicas han puesto a nuestra disposición en los últimos años. Desafortunadamente no todas las enfermedades se pueden curar, y a pesar de las constantes investigaciones científicas realizadas sobre ellas, dichas enfermedades se les considera incurables, tal es el caso de la Múltiple Esclerosis.

¿Qué es esta enfermedad?

Está claro que la múltiple esclerosis es una enfermedad del sistema nervioso y por lo mismo afecta a todo el cuerpo. ¿De dónde se deriva el nombre de esta enfermedad? Proviene del griego, que significa endurecimiento. Se entiende entonces que la enfermedad endurece el sistema nervioso, afectando al cerebro, el tronco del encéfalo y a la médula espinal. Las fibras nerviosas son cubiertas por una sustancia llamada mielina, la que desde luego es dañina imposibilitando que los nervios puedan conducir las órdenes que el cerebro manda a las otras partes del cuerpo.

Realmente hasta el momento  no se sabe el por qué esta enfermedad afecta principalmente a los adultos jóvenes, convirtiéndose en la segunda causa de incapacidad en este grupo de la población, después de los accidentes, por supuesto.

De acuerdo a las investigaciones realizadas por los científicos hasta el presente, se cree que la esclerosis es una enfermedad autoinmune, en "la que el organismo lanza un ataque defensivo contra sus propios tejidos, concretamente contra la mielina".

Como hasta el momento esta enfermedad es de origen desconocido, no se descarta que "esos ataques del sistema inmunológico estén vinculados  con un elemento ambiental desconocido el cual podría ser un virus". Se piensa también que "una cierta predisposición genética en combinación con algún agente exterior condiciona la respuesta inmunológica capaz de poner en marcha el proceso".

Esta enfermedad que fue descubierta por primera vez en 1849, no muestra ningún signo típico que ayude en el diagnostico inicial, porque es fácil confundirla con otro tipo de enfermedades, como por ejemplo con problemas en los ojos al presentar cuadros con visión borrosa o pérdida de la visión misma. Lo anterior provoca que se confunda el inicio de la enfermedad y se busque asistencia médica erróneamente, sin darse cuenta que lo que realmente está sucediendo en el organismo, es que está experimentando las primeras manifestaciones de la esclerosis múltiple, todo porque no hay ningún síntoma típico que ayude a diagnosticar la enfermedad en su período inicial.

Afortunadamente las investigaciones científicas nos han revelado algunos síntomas que nos podrían ayudar a identificar la enfermedad en su etapa inicial, estos síntomas podrían ser; "sensaciones anormales como hormigueo, entumecimiento y picazón. Pérdida de fuerza en los brazos o piernas, y trastornos del equilibrio o de la coordinación. También sentir vértigo, problemas para orinar o defecar, dolores inespecíficos, alteraciones del carácter, etc.

Manifestaciones de la Enfermedad;

La palabra múltiple nos da la idea de multiplicación, de repetición, y es que eso es lo que sucede en su etapa inicial, porque los síntomas aparecen y desaparecen inexplicablemente. Naturalmente que cada caso es diferente. Pero por el hecho de que primero la enfermedad se manifiesta con una serie de ataques y luego muestra una remisión que puede ser total o parcial, es que se le da el nombre de es 'múltiple esclerosis' de recaída-remisión y que es la forma más común de la enfermedad.

Es por eso que la enfermedad a veces muestra manifestaciones que causan trastornos tales como; debilidad o rigidez muscular, hormigueo en el cuerpo, fatiga, dolor, descontrol en la vejiga, problemas en el equilibrio, falta de coordinación, etc. todo como efecto de que la enfermedad no ha tenido una remisión, todo lo contrario, ha mostrado un comportamiento acumulativo afectando el sistema neurológico. Esto es lo que se conoce como la forma secundariamente-progresiva.

De acuerdo a las investigaciones científicas realizadas hasta el momento, casi un 20% de los pacientes que sufren una forma benigna de la enfermedad en la que los síntomas apenas progresan después del ataque inicial, viven prácticamente una vida normal. Pero en el caso de la esclerosis maligna, la situación es bastante diferente, porque los pacientes son víctimas de un deterioro rápido y progresivo llevándoles a una situación de incapacidad notable. Afortunadamente se ha demostrado que la enfermedad en muy pocos casos se ha manifestado mortal, todo lo contrario, los pacientes, no obstantes su notable incapacidad, "la mayoría tienen expectativas de vida normales".

Grados de afectación por personas;

Se podría decir que todos podemos sufrir la enfermedad, pero en atención a que "la esclerosis es una enfermedad crónica, es diagnosticada básicamente en personas adultas, cuyas edades oscilan entre los 20 y los 40 años, aunque el diagnóstico definitivo no siempre es de inmediato, por el carácter transitorio que presenta en sus inicios con ligeras mejorías y brotes del mal, así como la carencia de una prueba específica para determinarla".

Los estudios realizados al presente en este campo, revelan que las personas de raza blanca, presentan una doble posibilidad de desarrollar la enfermedad. Se ha encontrado también que "las mujeres son dos veces más propensas que los hombres" agregándose que "la enfermedad es más prevaleciente en los climas templados que en los tropicales. No obstante lo dicho anteriormente, al presente "no existen grupos de riesgo específicos y por lo mismo, cualquier persona puede padecerla, aunque se dice que los familiares de primer grado de un paciente sí tienen más probabilidades que la población general en desarrollarla".

Todo porque las investigaciones creen en la existencia de un componente genético, aunque no se ha detectado ningún cambio o una mutación específica.

## Tratamiento

A partir de que hasta el presente no existe ninguna medicina que cure la enfermedad, todas las investigaciones desarrolladas en este campo están dirigidas a "modificar la evolución de la enfermedad, paliar sus síntomas y rehabilitar al paciente" suministrándole corticoides que por sus propiedades antiinflamatorias ayudan a reducir la duración y efectos de los brotes o recaídas.

Es importante suministrar al paciente un tratamiento concreto de acuerdo a cada síntoma, con el propósito de darle una mejor calidad de vida, procurando al mismo tiempo su rehabilitación para conservarle su funcionalidad en su vida diaria y "prevenir futuras discapacidades, no sólo en cuestiones de motricidad, sino también de lenguaje, la deglución (tragar)... además de darle la necesaria atención psicológica", para que pueda afrontar la enfermedad como algo natural sin que le provoque ninguna especie de pánico.

## Resumen

En pocas palabras se puede afirmar que la Múltiple Esclerosis es una enfermedad que ataca el sistema nervioso central, afecta el cerebro, tronco del encéfalo y a la médula espinal; además la mielina que es la sustancia que recubre las fibras nerviosas, resulta dañada interrumpiendo la habilidad de los nervios para conducir las órdenes del cerebro. Aunque como se sabe, al presente no hay ninguna cura,  la Sociedad de Multiple Sclerosis (MS) en Australia Occidental, realiza un gran trabajo en este campo y  por ello se sabe entre otras muchas cosas, que la enfermedad tiene un fondo genético. En el futuro cercano, probablemente se sabrá más de la enfermedad y quizás hasta se descubra algún fármaco que la cure.

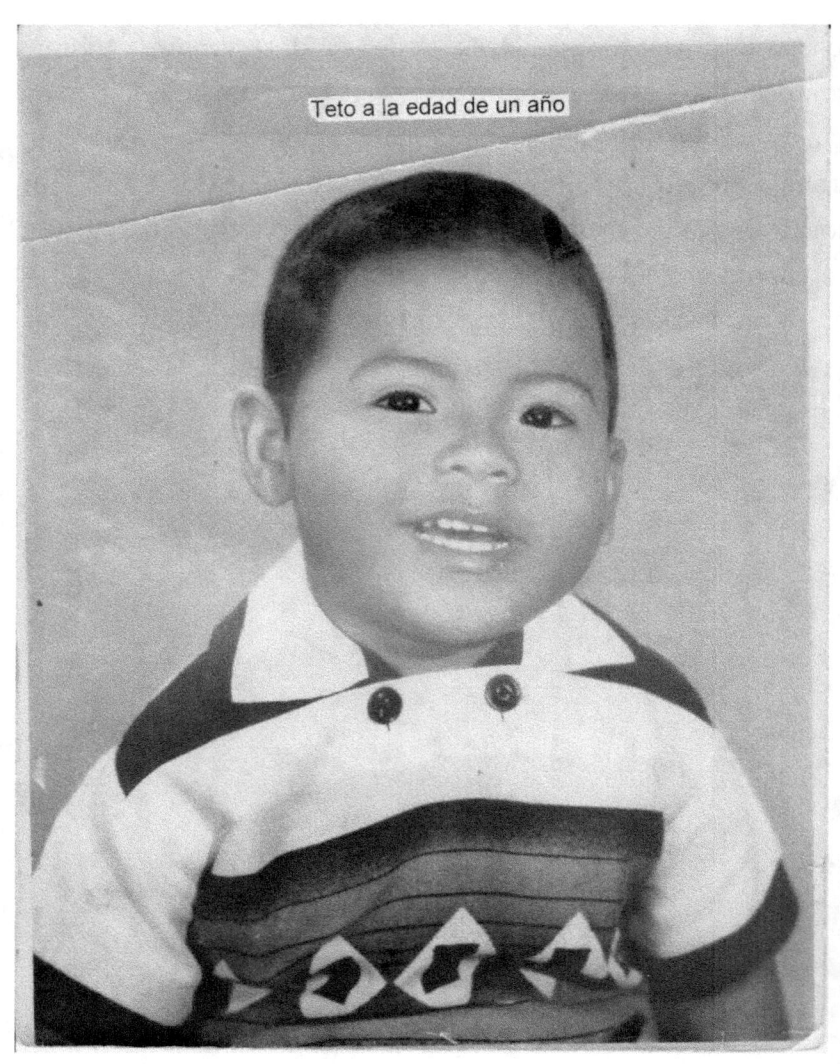

Teto a la edad de un año

## Antecedentes personales y de familia

Mi Origen

Era septiembre, para ser exacto, el 16 de ese mes de 1957, cuando me tocó respirar por mi propia cuenta. De acuerdo a mi partida de nacimiento esa es la fecha en que vine al mundo justo un año después que el Coronel José María Lemus había asumido la presidencia de la República de El Salvador, de manos del Coronel Oscar Osorio.

Nací en una casita situada en la Colonia Guadalupe, ubicada en la entonces Villa de Soyapango, del Departamento de San Salvador, actualmente elevada a la categoría de ciudad. Según los registros catastrales, dicha Colonia fue construida durante la administración de Oscar Osorio.

En mis documentos personales de identidad aparece que a temprana edad fui bautizado en la Iglesia Católica de Soyapango y que  mis padres me pusieron el nombre de José Héctor  Carmona Cortez, puesto que mi padre se llamaba José Héctor Carmona Rogel y mi madre Silvia Leticia Cortez Avelar, de ahí mis apellidos Carmona Cortez.

Mi padre era un conocido locutor y periodista deportivo, mientras que mi madre era oficinista, ambos de grata recordación a quienes les debo mucho, como por ejemplo; que me enseñaron a respetar a los mayores, a tratar a todas las personas con toda la amabilidad posible y a mantener en alto todos los valores morales que hace de un ser humano sentirse digno de sí mismo, etc.

Mi padre, por su actividad dentro del deporte salvadoreño, tenía muy buenas relaciones y era muy apreciado por el gremio periodístico, especialmente el relacionado con el ambiente deportivo. Algunas veces por razones de su trabajo tenía que viajar a otros países donde permanecía por muchos días recibiendo cursos de capacitación para desempeñarse mejor en su trabajo, así en una de sus estadías en México, escuchó que a las personas que tienen el nombre de Héctor, les llaman Teto, lo que no tiene nada de extraño, porque aunque no se ve la relación entre Héctor y Teto, no hay más que aceptarlo, como se acepta que a los de nombre José se les llame Pepe o Chepe, a los Eduardo les digan Lalo, Guayo o que la gente que supuestamente vive en la luna se les llame selenitas y no lunecinos o lunáticos.

Lo cierto de lo anterior es que como a mi padre le agradó el seudónimo de Teto, ya cuando regresó de México comenzó a llamarme así, olvidándose de mi nombre original y me acostumbré tanto a ello, que a manera de anécdota les cuento que en cierta ocasión, alguien me preguntó que si conocía a José Héctor Carmona y yo respondí, que no, agregándole que sólo conocía a Teto Carmona, y que esa persona era yo.

Naturalmente cuando me di cuenta del error, rectifiqué de inmediato. Ahora me gusta que me llamen Teto. Quizás los nombres que nuestros padres nos ponen al nacer, deberían ser provisionales y ya de mayores deberíamos de tener el derecho a escoger el nombre que mejor nos agrade, sin embargo, en mi caso estoy conforme con ser conocido socialmente como Teto.

Mis padres me bendijeron regalándome dos hermanas a quienes aprecio mucho, una de ella se llama Silvia Cristina Carmona Cortez (de Rogel), quien es contadora de profesión y Ana Guadalupe Carmona Cortez, quien vive en Estados Unidos y es educadora infantil, también de profesión.

De mi niñez podría hablarles mucho. Algunas cosas que recuerdo con nostalgia son cuando en compañía de otros amigos, nos íbamos a la hacienda Prusia que estaba cerca de Soyapango y que se dedicaba al cultivo de la caña de azúcar. Las plantaciones eran atravesadas por las líneas del tren de la IRCA (International Railway of Central America), y algunas veces cuando las locomotoras se movían lentamente por el lugar, nosotros corríamos y nos subíamos rápidamente evadiendo la mirada de los conductores. Cuando era la época de la molienda, ahí estábamos nosotros con nuestras brochitas hechas de caña, para recoger el guarapo de los peroles donde la sangre de las cañas era cocinada para transformarla en atados de dulce.

Son éstos todavía momentos de mucha alegría y de agradable recordación.

Y ya que digo recordación, viene a mi memoria el instante cuando en una navidad, mis padres me pidieron que escribiera una carta para el Niño Dios, solicitándole algún regalo, advirtiéndome previamente que lo hiciera siempre que considerara si me había portado bien durante el año y, como de acuerdo a mis sentimientos no había hecho nada malo, me atreví a escribir la carta y ¿saben lo que pedí?

Bien, pensando en la gran posibilidad que tenía de pedirle algo directamente al "Niño Dios", pensé que no sería mala idea solicitarle una pelota de fútbol y por si acaso también unos carritos y soldaditos para jugar de guerra y así lo hice. La noche del 24 me fui a dormir temprano, pensando que si me dormía luego, el Niño Dios, podría llegar primero a mi casa a dejarme los juguetes que con toda la inocencia de un niño, le había pedido.

El siguiente día, 25 de Diciembre, al abrir mis ojos, lo primero que pensé e hice fue destapar los regalos; por la forma redonda como estaba envuelto uno, de inmediato supe que se trataba de la pelota de fútbol que había pedido, pero cuando abrí el segundo donde yo suponía que estaban envueltos los carritos y soldaditos, sentí un poco de frustración cuando descubrí que lo que estaba envuelto era un barquito de baterías y ya no muy contento, decidí abrir el tercer regalo, esperando encontrar en él los carritos y soldaditos, pero no, no habían ni carritos ni soldaditos, lo que habían eran dos raquetas y dos pelotas de tenis. ¡Qué decepción la que sentí! Por unos pocos días medio jugué con ellos, porque realmente no me gustaban mucho porque mi inclinación era más por el deporte más popular de la tierra, el fútbol. Así es que cuando yo me estaba echando el "mascón" les prestaba las raquetas a otros amigos quienes eran mayores que yo, con tan mala suerte que un día al terminar el "mascón" me encontré con la sorpresa que una de las raquetas estaba quebrada, y con toda la sinceridad les digo que yo no lo había notado, pero cuando llegué de regreso a la casa, mi abuela paterna Tina (Cristina Carmona) y quien me fiscalizaba todos mis juguetes, descubrió que llevaba la raqueta quebrada.

No me regañó pero sí me lo hizo saber aunque ya nada se podía hacer con la mencionada raqueta; y como eran dos, la segunda casi pasó al olvido porque no recuerdo haber jugado con ella una tan sola vez, en cambio con las dos pelotas de tenis sí me sirvieron para jugar a los 7 pecados que era un juego muy popular entre los niños que vivían en el pasaje a la par del cañaveral propiedad de don Jorge Meléndez.

En ese pasaje se jugaba de todo, mica, escondelero, trompo, chibola y hasta el hermano mayor de uno de los niños del grupo de juego instaló un columpio en un palo de amate donde amarró un lazo y un pedazo de tabla... como medio adicional de diversión.

Estudio y Trabajo;

Era el año 1973, cuando yo estudiaba el noveno grado en el Colegio Don Bosco. Esta era la primera promoción del Tercer Ciclo, después que el Ministro de Educación de entonces, Walter Béneke implementara la famosa reforma educativa que introdujo entre otras cosas, las matemáticas modernas, la televisión educativa, etc.

Además, a partir de ese año los aspirantes a bachillerato tenían la opción de estudiar entre otras carreras el bachillerato químico-matemático y el humanístico (Ciencias Sociales). Recuerdo que en la entrevista que tuve con algunos profesores y sacerdotes consejeros, coincidí en escoger el bachillerato humanístico que duraba tres años porque, para que lo voy a negar, le tenía un miedo a las matemáticas el que llegaba hasta el pánico.

Durante mi primer año de bachillerato tuve la oportunidad de tener buenos profesores ente los que recuerdo al Dr. Kirio Waldo Salgado y al Dr. Infiere Machado, cuyo nombre desafortunadamente no recuerdo y otros más que contribuyeron a incrementar mi conocimiento e interés por el derecho.

El Segundo año mi padre me invitó a visitar la Facultad de Derecho de la Universidad Nacional e hizo una cita con el

Decano quien era su amigo porque ambos eran de su mismo pueblo natal. El Decano, después de darme varios consejos me invitó a la biblioteca de la Facultad y me regaló como 5 libros diciéndome: "Este es el comienzo porque vas a tener que leer todo esto"; terminé mi segundo año de bachillerato pero, les confieso, un poco desanimado después de aquella entrevista y me dije para mi mismo: "tengo que hacer algo diferente porque las leyes no son para mí" y fue así que en el último año le puse más atención e interés a las matemáticas, contribuyendo a ello el profesor Duke (de quien también desafortunadamente tampoco recuerdo su nombre) del Instituto Cervantes quien me abrió los ojos para que cambiara de rumbo en los objetivos de estudio que yo tenía para entonces. Ese año me gradué de bachiller. Era 1976.

No ingresé a la Universidad, sino 1978 porque decidí pasar todo el año 1977 para escoger realmente qué carrera quería estudiar, comprendiendo desde luego que la decisión y selección de mi carrera era algo que tenía que hacer con sumo cuidado por cuanto estaba en juego mi futuro. Mi padre, quien era un hombre que nunca me perdía de vista y siempre pensaba en mi porvenir, observaba que yo le dedicaba más tiempo a jugar fútbol, que a elegir la carrera que debía estudiar, por eso un día que vio el gran entusiasmo que yo mostraba por el juego, ya que para entonces yo estaba fichado en una liga semi-profesional, me dijo que lo que yo estaba haciendo no era del todo correcto, a menos que estuviera jugando en una liga profesional, con todo el sentido de la palabra, y que por lo mismo tenía que tomar con más seriedad mi vida y volver al estudio lo más rápidamente posible.

Frente aquellas sabias palabras de mi padre, decidí tomar un curso de dibujo en la escuela de Artes Gráficas "Carlos Imery". Este curso lo disfruté a lo grande porque me permitió descubrir mi propia aptitud. Fue un verdadero éxito para mí y me empujó a que optara por estudiar Arquitectura, aunque entrar a la Facultad de Arquitectura no era fácil porque primero tenía que aplicar a cursos preuniversitarios de tres meses que eran básicamente en áreas de matemáticas, pero ahí me di cuenta que lo que el profesor Duke me había enseñado en el último año de bachillerato, al quitarme la "venda de los ojos" para que yo pudiera elegir la carrera que correspondiera a mis aptitudes, me ayudó grandemente a que aprobara con gran éxito mi ingreso a la Universidad a estudiar Arquitectura.

Y así mi primer año de estudiante en 1978 en la Escuela de Arquitectura de la Universidad Nacional fue un año muy convulsionado por la explosiva situación política que vivía el país, producto de los diferentes desajustes sociales que afrontaba la población lo que impulsaron a muchos grupos a organizarse para buscar algún tipo de solución que permitiera aunque fuera un poco, mejorar las condiciones de vida para la mayoría de la población que sufría discriminación económica.

Ya antes habían surgido diferentes organizaciones como las Fuerzas Populares de Liberación Farabundo Martí (FPL), el Frente de Acción Popular (FAPU) y las conocidas Ligas Populares 28 de Febrero, (LP 28), y otras. Dichas organizaciones habían adoptado sus nombres en honor a masacres o a sus objetivos de lucha. Para entonces los dirigentes de estas organizaciones hacían proselitismo dentro de las aulas universitarias tratando de motivar a los estudiantes para que se organizaran y se incorporaran a la lucha armada. Como forma única de llegar a erradicar, las crecientes desigualdades económicas-sociales y abuso de poder que se daban para entonces por los sucesivos gobiernos militares que desde 1931, gobernaban el país en nombre de una aparente democracia.

La situación de la época no era ni por asomo un ambiente propicio para estimular el estudio, porque tanto las organizaciones populares como los cuerpos de seguridad, no dejaban margen para ello y fue así que un día de tantos, agentes de la Guardia Nacional invadieron la Universidad y no hubo más autonomía hasta años después. Mientras el campus universitario estuvo ocupado por las fuerzas de seguridad, la Universidad funcionó en el exilio, por supuesto que no todas las carreras se desarrollaron bien, pero al menos permitió que los estudiantes no perdieran sus años lectivos. Muchos profesores se fueron a trabajar a las universidades privadas que para entonces comenzaban a florecer, entre ellas estaba la Universidad Politécnica, donde muchos catedráticos de la

Nacional comenzaron a impartir sus clases. Y fue así que muchos de nosotros decidimos movernos a dicha Universidad para continuar nuestros estudios y así seguir batallando con la carrera de crear espacios funcionales (Arquitectura).

Y así en 1986 terminé mi carrera de arquitectura en la Universidad Politécnica de El Salvador (UPDES).

Antes de venirme con mi familia hacia este maravilloso país, en El Salvador trabajé en diferentes oficinas de la administración pública, entre los que sobresalen el Ministerio de Obras Públicas, ahí estuve al frente de la jefatura del archivo general y de la extensión de jubilaciones. Posteriormente trabajé en el Instituto Nacional de Pensiones de los Empleados Públicos (INPEP), donde desempeñé varios cargos como perito evaluador, supervisión de construcción de viviendas y ampliaciones, precalificación de proyectos urbanísticos a financiar, etc.

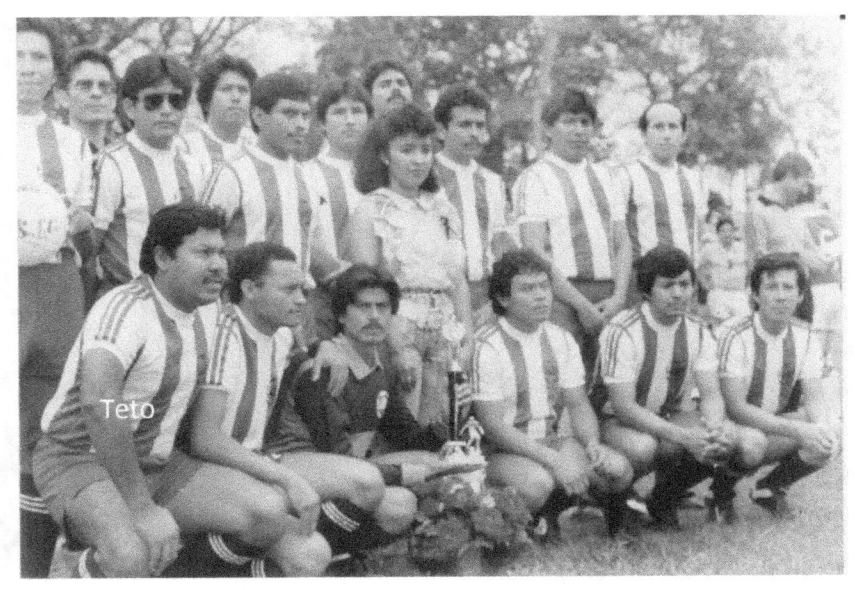

Teto

Pasatiempos;

Equipo de Fútbol del INPEP de 1986

Desde joven me gustaron mucho los deportes, especialmente aquellos donde se le exige al cuerpo el máximo rendimiento, así siempre fui practicante del atletismo y un asiduo jugador de básquetbol y naturalmente del fútbol (soccer), porque desde niño formé parte de las canteras del Atlético Marte de liga mayor A y logré llegar a sus reservas. También jugué en el Club Alianza y algunos otros clubes de segunda división (liga de ascenso) como lo fueron el 'Aspirantes' de Jucuapa del Departamento de Usulután, el Quequeisque de Santa Tecla, y el Malacoff de Coatepeque, Santa Ana. En mi sangre creo corre una tremenda pasión por el fútbol, deporte de carácter universal, aquí en

Mi grupo familiar;

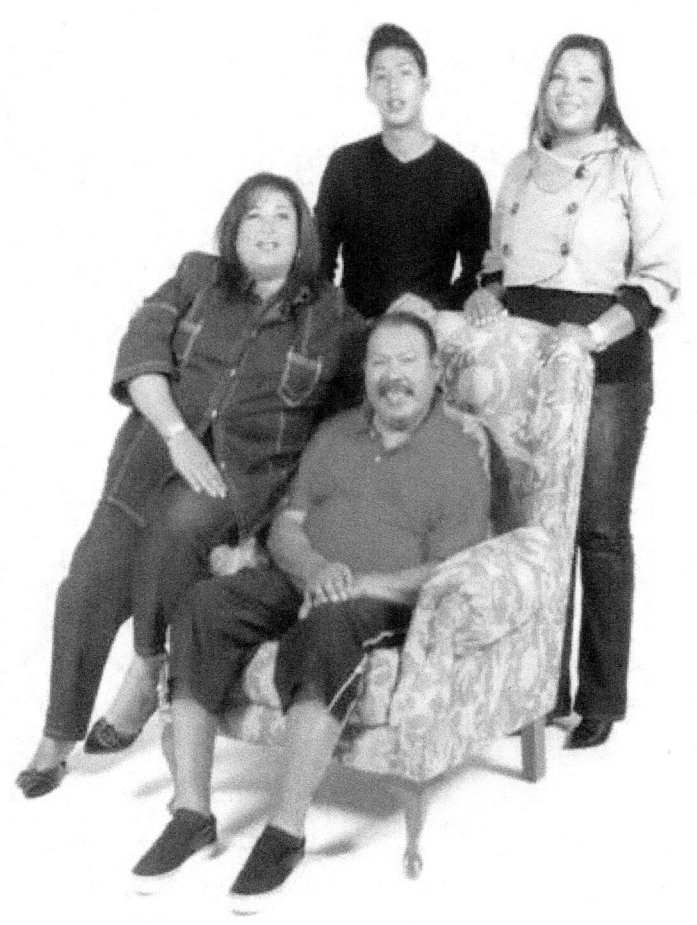

En cumplimiento a una ley natural y de vida, todos los seres vivientes buscamos el compañero o compañera para vivir como pareja y crear una familia. El problema es encontrar a la persona adecuada, porque no es fácil a partir de que cada persona es diferente y por lo mismo con sentimientos e intereses muy propios. Sin embargo, yo puedo decir que soy un afortunado, porque logré encontrar a la mejor persona del mundo con quien decidí unir mi vida hasta que Dios me llame a su presencia. Y esa persona es Ana Rosalina García Amaya, conocida socialmente aquí como Lochi o Luchi, como algunos amigos cariñosamente le llaman.

De cómo nos conocimos constituye una historia muy bonita, pero antes de contárselas, permítanme decirles que ella es originaria de San Salvador, hija de Jorge García Marín, originario de Chalatenango y Aída Sofía Amaya, originaria de Berlín, Departamento de Usulután.

Los padres de Lochi se radicaron en la Colonia Guadalupe de Soyapango, mismo lugar donde yo nací. Y fue justamente en esa colonia donde nos conocimos allá por el año 70 todo por el fútbol, pero no crean que es porque ella jugaba, no, lo que pasaba es que en el equipo donde yo jugaba habían unos amigos de ella y eso me permitió conocerla. Por supuesto que esto fue algo efímero, pero fue el principio de una larga vida compartida. Mis amigos se fueron para otros equipos y yo hice lo mismo. Puedo decirles que no la volví a ver otra vez; además de que para entonces éramos unos niñitos con apenas 13 años.

Pero el destino es destino y con eso no se juega, porque ya estaba decidido por alguien de allá arriba, que teníamos que caminar juntos en la vida. Así fue que después de varios años por casualidad la volví a ver, iba casualmente, valga la redundancia, en el mismo bus en el que me conducía hacia mi casa. Lochita, como yo le he dicho siempre, había dejado de ser la niñita que antaño solía ver comprando tortillas, no, ahora era toda una señorita bien agraciada y fue a partir de entonces que ambos quedamos flechados uno del otro, porque fue el inicio de nuestra verdadera amistad con la intervención de Cupido por supuesto que nos flechó de forma tan profunda, que aquella amistad en poco tiempo se transformó en un maravilloso noviazgo.

Y ya que les cuento esto, vienen a mi memoria buenos recuerdos de los tiempos que compartimos juntos cuando solamente éramos novios. Por ejemplo durante nuestros tiempos de estudiantes, llenos de la energía que la vida nos daba, para las vacaciones del colegio allá por 1974, nos íbamos a trabajar a la Feria Internacional y ahí, nuestro acercamiento era mayor, porque compartíamos almuerzos, cenas, teatro al aire libre, en fin, la idea era estar siempre lo más cerca posible uno del otro, tanto era nuestro amor, que ya estábamos convencidos que habíamos nacido el uno para el otro. Y es que desde el principio hubo entre nosotros mucho entendimiento y comprensión.

El 19 de mayo de 1979 marca una fecha histórica para nosotros porque fue precisamente ese día que contrajimos matrimonio y sin lugar a dudas, nuestra decisión de casarnos fue impulsada por puro amor y ese amor es latente hasta nuestros días. Agradecemos a Dios porque nuestro hogar poco tiempo después, fue bendecido por El al enviarnos dos hijos, el más preciado tesoro con el que fuimos premiados y ellos son Hazel Sabrina y Kevin Ernesto a quienes amamos con toda la fuerza de nuestros corazones y a quienes consideramos nuestros ojos por medio de los cuales veremos el futuro.

Ahora con mi enfermedad y que nuestras voluntades han sido puestas a prueba por nuestro Dios, debo decirles que Lochita es mi ángel ya que cuida de mi con una abnegación ejemplar, cumpliendo fielmente con el compromiso que adquirimos cuando prometimos estar siempre juntos y cuidarnos ambos en las buenas y en las malas. Nuestros hijos también juegan un papel muy importante en este compromiso de vida que como familia tenemos.

Lejos de la Patria;

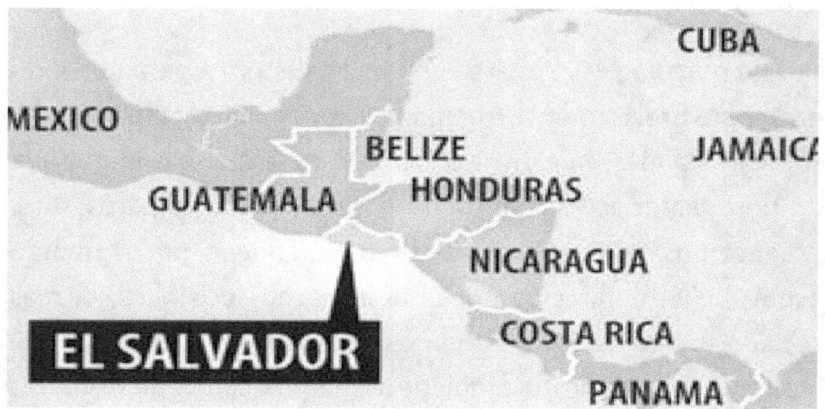

Emigrar es un hecho natural que es inherente a los genes de todos los seres vivientes, incluyendo los animales y vegetales. Así podemos ver como muchas plantas lanzan sus semillas al aire para luego caer en tierra fértil donde pocos días después comienzan a germinar para convertirse de nuevo en una nueva planta.

Los animales, para el caso los que habitan el África, también nos dan una lección de migración, cuando motivados por la necesidad de buscar agua o alimentos, se mueven en forma masiva de un lugar a otro; y así particularizamos las especies de las aves migratorias, que vuelan grandes distancias para asegurar sus alimentos y su sobrevivencia misma.

Así también el hombre, al través de la historia y todavía en el presente, ya sea por razones económicas o por razones de seguridad física ha tenido que moverse de una región a otra, tal es el caso de las mareas de hombres y mujeres que desde el continente africano se mueven hacia Europa y desde América del Sur y Centroamérica hacia Estados Unidos. Muchos de estos inmigrantes pierden la vida en el intento de alcanzar su objetivo, el famoso sueño de una vida mejor.

Dentro de este marco migratorio, casi tres millones de salvadoreños han abandonado su país. Dos millones y medio de ellos residen legal o ilegalmente en Estados Unidos y el resto se encuentran esparcidos por diferentes países del mundo, incluyendo Australia, donde cerca de veinte mil compatriotas han encontrado en este país su segunda patria.

Dentro de este recuento, mi familia y yo somos parte de ese número de salvadoreños residentes en Australia. Nosotros salimos de El Salvador el 23 de Julio de 1989, con el corazón partido por la nostalgia de haber abandonado nuestro suelo patrio, arribamos a Perth el 25 de Julio de 1989. Como nunca antes habíamos tenido la oportunidad de salir de El Salvador hacia otro país en una ruta larga, nuestra travesía la sentimos casi interminable. Primero llegamos a Los Ángeles, luego hicimos una escala técnica en Hawái, para luego partir hacia Nueva Zelandia. Nuestra escala en este país también fue bastante breve porque tan pronto llegamos, salimos con rumbo a Melbourne y luego nuestro destino final, Perth, lugar en el cual hasta ahora residimos.

Recuerdo que nuestro arribo a esta ciudad fue aproximadamente a las cinco de la tarde, el día estaba opaco y lloviznando lo que nos impidió observar el entorno geográfico donde habíamos aterrizado, sumado esto, el cansancio que el viaje nos había provocado por las largas y casi interminables horas de vuelo.

Del aeropuerto nos llevaron directamente a unas edificaciones del gobierno de nombre Han Court, ubicadas en la Cape Street de Osborne Park. Lo que sucedió ese día, no lo recordamos porque nuestro cansancio físico y mental era tal, que tan pronto nos ubicaron en un apartamento de los mencionados edificios, lo primero que hicimos fue dormir hasta el siguiente día.

Eran quizás las seis o siete de la mañana del siguiente día, cuando unos extraños ruidos nos despertaron. Buscábamos por todos lados para saber de dónde procedían esos ruidos y pronto descubrimos que en las copas de unos enormes árboles de eucalipto, había una parvada de aves negras, pensamos que eran zanates pero luego descartamos esa idea, al ver que eran más grande que nuestros nativos pájaros, pero alguien al ver nuestra inquietud nos dijo en correcto español: "Esos pájaros son cuervos". De inmediato vinieron a mi memoria las historietas cómicas de los dos cuervos Tuco y Tico.

Como cualquier persona que en un momento dado quiere ubicarse para saber dónde realmente se encuentra y tratar de marcar un punto de partida o referencia, Lochi y yo salimos despacio, sin alejarnos mucho del edificio donde nos habían alojado y lo primero que descubrimos fue el Freeway Mitchel, porque éste estaba a escasos cien metros de nuestra residencia provisional. Dos días después de nuestro arribo, llegó una señora representante de Migración de nombre Annet Evans, Australiana de nacimiento y hablando un perfecto español, con un bus y a todos los inmigrantes recién llegados, nos llevaron a conocer Perth, luego el King's Park donde quedamos impresionados al ver la ciudad con toda su belleza reflejada en su infraestructura y ordenamiento. Esto fue maravilloso. Todos nos sentimos profundamente agradecidos por la amable actitud del gobierno al darnos esta clase de bienvenida, mostrándonos la ciudad que había escogido para que fuera nuestro nuevo hogar, después que, obligados por las circunstancias de todos conocidos, nos vimos impelidos a dejar el terruño donde quedaron enterrados nuestros ombligos. Siempre nos hemos sentidos agradecidos con el Gobierno de Australia por haber escogido la Ciudad de Perth como nuestro lugar de residencia en este maravilloso país.

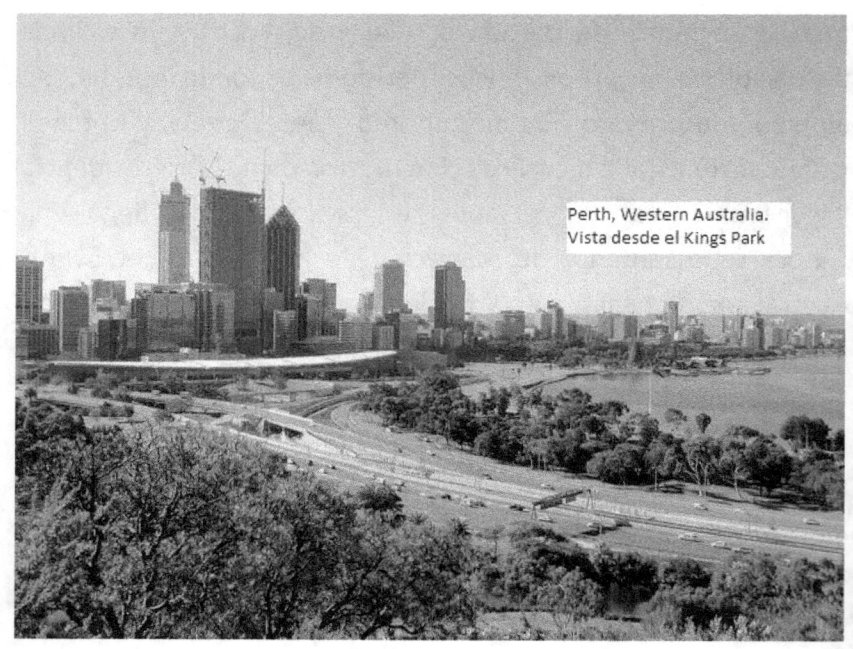

Perth, Western Australia.
Vista desde el Kings Park

Han pasado casi veinticuatro años y no nos cansamos de admirar Perth y el King's Park, ni el "Swan River" o el "Riverside Dr" porque desde entonces han quedado grabados en nuestras memorias.

Pero, como dicen, no todo es color de rosas, porque la nostalgia de los primeros días pienso que a todos o a casi todos de los que hemos emigrado nos afectó, no obstante que desde un principio se nos trató muy bien aquí, nunca dejamos de pensar en todo lo que dejamos atrás, porque atrás quedó nuestro pasado que incluía familia, amigos, ocupación, profesión, país, lengua, costumbres, etc. En síntesis dejamos nuestra cultura que no dejaba de arrancar algunas lágrimas de nostalgia que con el tiempo, hemos ido superando.

Tenía un poco menos de dos años de haber venido a esta ciudad, cuando tuve la oportunidad de regresar a El Salvador a causa del fallecimiento de mi padre. Puedo decir que este viaje fue decisivo para mí porque me di cuenta que mi futuro y el de mi familia, no estaba en otro lugar más que en Australia, por muchas razones entre las que con toda certeza puedo afirmar que sobresale la seguridad en todos los órdenes, como lo son la salud, vivienda, educación, etc. Dicho lo anterior en una sola palabra, aquí se tiene bienestar, se tiene dignidad y lo que es mejor, condición humana.

Con tristeza recuerdo que a los pocos días de haber regresado a El Salvador, una bomba estalló cerca de mi carro. Este hecho selló mi determinación de que mi vida y mi futuro nunca más podrían estar en nuestro país, aunque siempre lo recuerde con nostalgia, porque como dije antes, ahí quedaron todos nuestros recuerdos.

Como a todos los inmigrantes que no hablábamos inglés nos daban 510 clases de inglés gratis, yo logré algún nivel en el idioma que me permitió conseguir un trabajo a medio tiempo, mientras tanto, continuaba mejorando mi conocimiento en el nuevo idioma mediante la incorporación a cursos de inglés avanzados en la Universidad Edith Cowan con la idea de incorporarme. No lo logré, pero me conformo que como se dice; ¡hice la Lucha! Además que las oportunidades en este mi nuevo país estaban en muchos campos diferentes a mi profesión, de ahí, que considerando que seguir en la lucha por incorporarme me iba a tomar mucho tiempo, decidí cambiar de rumbo y dentro de este nuevo "rumbo", logré conseguir trabajo en TIMEZONE.

Este fue un trabajo a tiempo completo, que me dio mayor seguridad y estabilidad en todo aspecto tanto a mí como a mi familia. Trabajé por casi una década en ese lugar, luego en otros de igual o parecida importancia hasta mi retiro en el año 2006.

**Mi enfermedad, Fe y Esperanza;**

Mi enfermedad;

Bueno, ya muchos de los que me conocen, principalmente amigos saben de mi enfermedad de múltiple esclerosis, conocida también como multiesclerosis, la cual es una enfermedad incurable, raras veces mortal, pero sí es muy incómoda.

Los primeros síntomas los comencé a sentir a principios de 1998, cuando practicaba mi deporte favorito: el fútbol o "soccer" como le llaman por acá. Recuerdo que como yo participaba en la liga Social Masters, conocida por nosotros como Papi Fútbol, siempre que participaba en un partido, a los quince minutos tenía que abandonar el campo de juego, para ingresar de nuevo diez minutos después. Esto me parecía bastante extraño, porque a pesar de que el juego demanda un desgaste de energías, en mi caso lo que realmente me sucedía era que perdía hasta un 60% de la visión por lo que veía oscuro, pero que al descansar todo volvía a la normalidad. La pérdida temporal de mi visión yo lo atribuía a que quizás estaba fuera de forma para jugar. Naturalmente que desconocía que dichos hechos estuvieran relacionados con algún tipo de enfermedad, además consideraba que por mi edad no pudiera afectarme algún mal o enfermedad que en el peor de los casos fuera una múltiple esclerosis. Aunque hoy sí sé que cualquier persona puede ser víctima de dicha enfermedad, sin importar la edad que tenga.

En 1999 inexplicablemente comencé a perder peso, sufría de mareos y me daban muchos calambres; esto yo se lo atribuía a que quizás era una consecuencia directa por el exceso de trabajo; sin embargo, al comenzar el año 2000, un día que por cierto estaba haciendo calor y por lo mismo con mi familia teníamos planes desde el día anterior de ir a disfrutar un poco de la brisa marina, no pudimos hacerlo, porque justo ese día amanecí con dos dedos de mi mano izquierda dormidos y como es lógico entender, sentí una gran preocupación y por lo mismo el siguiente día decidí consultar con un médico neurólogo quien después de examinarme y para poder diagnosticar fielmente mi enfermedad comenzó a chequearme semanalmente. Todo parecía indicar que mi enfermedad estaba en su pleno desarrollo, porque después de que comencé a recibir la asistencia médica, se me comenzó a dormir todo el brazo; en este proceso pasé casi año y medio sin que se pudiera identificar ciertamente el origen del mal que me estaba afectando en forma progresiva.

Una mañana de un día, que no recuerdo muy bien, del año 2001 amanecí con el ojo derecho rojo y dos dedos de la mano derecha completamente dormidos, como pueden darse cuenta, ya no era sólo la mano izquierda la afectada, no, ahora era también la mano derecha, sumado al enrojecimiento de uno de mis ojos. Esta situación por supuesto, mi familia y yo, consideramos que ya estaba fuera de nuestro control, por lo que decidí no presentarme en mi puesto de trabajo en TIMEZONE, y me propuse ir a ver nuevamente al neurólogo quien después de examinarme más exhaustivamente que las veces anteriores, y ordenar un examen conocido como Imagen de Resonancia Magnética (IRM) descubrió que mi mal estaba en la mielina de la espina dorsal, por consiguiente lo que yo tenía era Múltiple Esclerosis (MS). Como es natural comprender, esa terminología médica era completamente ajena a mi entendimiento, por lo que le pedí al doctor que me explicara que significaba eso de esclerosis múltiple a lo que el doctor me respondió diciéndome que la palabra esclerosis proviene del griego y quiere decir "endurecimiento" y que es una enfermedad del sistema nervioso central que afecta al cerebro, tronco del encéfalo y a la médula espinal. Luego continuo diciéndome que "la mielina, que es una sustancia que recubre las fibras nerviosas, se ve afectada y como consecuencia de ello, la capacidad de los nervios para conducir las órdenes del cerebro se ve interrumpida".

Debo decirles que la explicación que el doctor me dio acerca de mi enfermedad me dejó con ciertas dudas pero, no hay duda que él comprendió un poco mi confusión y con razón porque yo era un neófito en esa área, por lo que precedió a darme una explicación usando palabras más digeribles para mi entendimiento y así me dijo; "imagínese una casa, esa casa tiene un sistema eléctrico y en él hay varios conectores que unen los alambres que proveen de energía a toda la vivienda, pero para que el sistema funcione con seguridad tiene que haber aislantes entre cada conector y los alambres para evitar que haya un corto circuito. Sin este sistema aislante, lo más seguro es que el sistema va a colapsar. Bien, pues así sucede con el cuerpo humano. En nuestro cuerpo tenemos todo un sistema nervioso el que funciona por medio de neuronas, pero entre una neurona y otra hay ciertos conectores llamados axón, los que para que funcionen adecuadamente, es decir permitan pasar la electricidad de una neurona a otra necesitan estar recubiertas con una sustancia aislante que se llama mielina y si esta sustancia falla, tenemos como resultado que las neuronas se endurecen y así afecta a todo el sistema nervioso y por lo mismo el cuerpo se ve imposibilitado de hacer movimientos a voluntad". Después de esta clase magistral que el doctor me dio, comprendí perfectamente mi mal y decidí prepararme para lo peor.

Y lo peor no se hizo esperar mucho, porque después que perdí el movimiento de mis dos manos, aunque aún podía caminar, perdí mi trabajo y esto es lógico entender, afectó financieramente mi hogar. Fue desde luego un mal momento para todos los de mi entorno familiar, pero ahí estaba mi apreciada esposa Lochi, quien después de trabajar a medio tiempo decidió trabajar a tiempo completo asumiendo toda la responsabilidad y el peso de nuestro hogar. Entiendo que lo que ella hizo fue un acto de verdadero amor.

Fe y Esperanza;

Con toda la humildad del mundo les digo que el entendimiento, la comprensión y principalmente tanto el soporte familiar como el de los amigos, juegan un papel muy importante para hacerle frente a esta enfermedad. Para los que sufrimos de Múltiple Esclerosis y otras enfermedades neurológicas similares, es muy importante aceptar nuestra condición porque eso nos hace que nos desarrollemos positivamente y estemos a su vez fuera de cualquier peligro de depresión o pensamientos negativos. En ningún momento debemos preocuparnos por el "qué dirán" de mucha gente. Hay que ignorar todo aquello negativo que se pueda decir de nosotros y tomar en cambio lo bueno que es la mayor parte de veces que se escucha cuando se habla de nosotros. La vida hay que tomarla como viene, hay que disfrutarla y en ningún momento encerrarnos en las cuatro paredes de nuestras viviendas. Nunca debemos olvidar que nuestro mal puede ser mínimo si lo comparamos con otros que pueden ser peores y que sin embargo los que los padecen llevan una vida normal, tratando de mantener sus pulmones siempre en funcionamiento y alegrándose cuando al amanecer pueden abrir sus ojos a un nuevo día lleno de fe y esperanza.

Tenemos la dicha de vivir en esta maravillosa ciudad de Perth donde hay lugares muy atractivos que visitar y aunque por nuestros males no lo podamos hacer físicamente, sí lo podemos hacer mediante el internet. La tecnología está tan avanzada que por medio de la computadora podemos encontrar muchos lugares de entretenimientos, podemos ver películas, leer libros y leer diariamente las noticias de todo el mundo. Esto es una maravilla que nos debe mover siempre a pensar, que mientras podamos respirar y ver, habrá mucha vida en nosotros.

Con todo mi mal, les confieso que me siento feliz, acepto que soy un cuadrapléjico, eso no lo puedo negar porque está a la vista, pero eso no me limita a operar mi computadora por medio de un "integral mouse". Esto para mi es algo que me llena de vida porque me mantiene activo. Cuando estoy con la computadora el tiempo se me hace corto y disfruto de esta preciosa vida día a día por lo que doy gracias a nuestro Creador.

Amigos tengamos paciencia porque las investigaciones para la cura de la Múltiple Esclerosis ya están dando sus frutos; sigamos con FE y ESPERANZA que nuestro Creador nos bendecirá con un milagro que pronto vendrá. ¡Que Dios les bendiga!

Anexos; Saludos de Amigos:

-El círculo de amistades de Teto es bastante amplio y lo comenzó a cultivar desde temprana edad, mayormente alrededor de una pelota de fútbol que él y muchos de sus amigos hacían correr en las diferentes canchas deportivas de El Salvador y en Western Australia.

En esta ocasión, algunos de esos amigos del ayer y de hoy, quieren dejar constancia del aprecio y apoyo hacia el siempre amigo José Héctor Carmona, conocido social y cariñosamente como TETO.

Saludando a un buen amigo;

A principios de los años sesenta se le ocurrió a Gregorio Bundio, jugador y técnico de futbol de nacionalidad Argentina y a Adrián Roberto Aldana, periodista de la Prensa Gráfica, formar un equipo de futbol con el propósito de colaborar en actividades benéficas, en cualquier parte de la república, así por ejemplo si una escuela necesitaba pupitres, se comunicaba con alguno de los dos mencionados personajes y allá íbamos el día sábado por la tarde; al equipo se le bautizó con el nombre de CRONISTAS y se convirtió en el centro de atracción para muchos periodistas, entre los que recuerdo a Lito Rodezno, Teto Carmona Rogel, (padre de mi amigo Teto Carmona) Ismael Nolasco, Mauricio Saade Torres, El Chamaco Alfaro, el gran Chilango y Roy Archila, y fue en estas actividades (creo) que vi por primera vez a mi gran amigo Teto (hijo) quien acompañaba a su padre, aunque no lo recuerdo con precisión, sí puedo afirmar que desde pequeñito ya andaba gozando del fútbol y desde entonces aprendió a amarlo.

El Cronistas atraía porque lo integraban jugadores prestigiosos, como lo fueron; Baiza Ruano, Helio Rodríguez, Elenilson Franco, Adrián Roberto Aldana, Goyo Bundio, Sasmay, Chapetón, Che David, Cayito Mejía, Javier Acuña, mi persona y otros; además de la promoción que le hacían en sus programas radiales y en los periódicos, principalmente en la Prensa Gráfica, donde Arenitas, hacía volar su imaginación. Todo lo anterior hacía por supuesto que bastantes personas llegaran a ver los partidos y porque y después de cada juego, no importaba si se ganaba o se perdía, se desarrollaba una intensa actividad social donde compartían jugadores y periodistas. Pasaron los años y aquel niñito que yo había conocido corriendo detrás de una pelota, se había convertido en un gran jugador de fútbol, diestro mágico de su pierna izquierda y con mucha inteligencia para marcar y crear acciones de ataque, de buen toque y disparo de media distancia.

En el año mil novecientos ochenta y dos se hizo realidad el Primer Torneo RAPTEL (Radio Prensa y Televisión) por el gran apoyo del señor Felipe Mira; todas las empresas de radio y televisión del país presentaron sus equipos, no así el Circuito YSR, que desafortunadamente se quedaría afuera del torneo dado que entre sus empleados sólo cuatro jugaban futbol y ellos eran Salvador Molina, Chamaco Alfaro, Ismael Nolasco y Chilango. Frente a esta situación que dejaba al Circuito YSR fuera de la competencia deportiva, la directiva del torneo tomó la decisión de autorizar al Circuito para que invitaran amigos y formaran el equipo y fue así como llegaron: Cariota Barraza, Leonardo Salas, La China Bracamonte, Cadenas, Werner Coto, mi persona, Werner Solis, Pichojo Pérez y otros. Y fue en esta competencia donde tuvimos la suerte y gran oportunidad de encontrarnos con nuestro amigo Teto Carmona defendiendo los colores de Cadena Sonora y yo defendiendo los colores de Circuito YSR. Creo recordar, si la memoria no me falla, que ganó el Circuito YSR.

Hasta entonces, hay que decirlo con toda la honestidad, no había nacido ninguna amistad con Teto, pero con el pasar de los años y el destino que nos acercaba siempre bajo la sombra del fútbol, llegamos a conocernos y a brindarnos una verdadera y sincera amistad, la que se incrementó cuando por primera nos encontramos en esta bella ciudad de Perth, capital de Western Australia y comenzamos a recordar nuestros tiempos cuando los dos corríamos detrás de la misma pelota, algunas veces en bandos contrarios.

Teto, mi amigo, te aprecio mucho y estos recuerdos nos identificarán siempre.


Salvador Miranda.

Palabras para un amigo;

Corría el mes de Julio de 1989, cuando el domingo 23 del mismo mes, salíamos del aeropuerto Internacional de Comalapa en El Salvador un grupo de 35 familias salvadoreñas, la mayoría huyendo de la guerra fratricida que desangraba a nuestro querido país y donde el futuro de nuestros hijos era incierto e inseguro y esa fue la razón primordial de nuestra salida. Por lo tanto enfilamos nuestra nave del destino hacia los cielos de Australia, país que nos daba la oportunidad de iniciar una nueva vida con dignidad y respeto. Nuestro puerto de entrada a Australia fue Melbourne de donde el grupo se separó, en razón a que cada familia traía un destino predeterminado por las autoridades migratorias australianas y así, tres familias fueron enviadas hacia Western Australia, entre la que estaba incluido yo, mi esposa y mis hijos. Recuerdo perfectamente que las otras dos familias eran las encabezadas por los señores Rodolfo Narváez y José Héctor Carmona, (TETO) con quienes desde que nos conocimos en el avión comenzamos a cultivar una amistad que al través de los años ha sido cada vez mayor.

Con Teto, su esposa Lochi y sus hijos Hazel y Kevin a quienes consideramos como nuestra propia familia, hemos compartido alegrías y tristezas, hemos reído y llorado juntos y es a partir de este mutuo compartir de la vida que he visto en TETO un verdadero ejemplo de paternidad responsable, de esposo fiel y amoroso.

Desde aquel 25 de Julio de 1989 que llegamos a esta ciudad y juntos salimos a conocer los diversos rincones de este maravilloso lugar, siempre hemos mantenido una amistad que se ha crecido especialmente porque compartimos la misma apasionante afición por nuestro deporte favorito, el futbol. Así recuerdo que a los cuatro días de haber llegado aquí, ya estábamos jugando con un equipo chileno llamado Los Andes, cuya sede la tenían en Lethlain, cerca de Victoria Park. Como carecíamos de vehículos, unos señores chilenos llegaban a los apartamentos "flats" de Han Court, situados al final de Cape Street en Osborne Park, a recogernos para llevarnos a las canchas deportivas.

En esos apartamentos estaban alojadas otras familias salvadoreñas, como los Avendaño y los Torres quienes habían venido antes que nosotros pero con quienes nos consolábamos mutuamente por la nostalgia que nos producía el recuerdo de haber abandonado a nuestra patria y a nuestras respectivas familias. Nos parecía un sueño estar tan lejos de nuestra patria y nos entristecía cuando escuchábamos noticias relativas a la guerra fratricida que para entonces afectaba a El Salvador. Por medio del teléfono sabíamos de los horrores de la misma; nuestros familiares nos manifestaban, que daban gracias a Dios porque nosotros estábamos a salvos en este país que generosamente nos había acogido. Todos los que venimos antes de la ofensiva de noviembre de 1989, teníamos puestos nuestros ojos en las pantallas de los televisores, donde observábamos la crueldad de la guerra.

Con el tiempo, al pasar los meses y los años, nos fuimos incorporando a la fuerza de trabajo de este país; algunos compatriotas lograron buenos empleos, porque traían un nivel de inglés aceptable, entre lo que estaba nuestro buen amigo Teto Carmona quien con su característico optimismo y con el deseo de impulsar a su familia, pronto inició su actividad laboral, más el destino le tenía preparado algo inesperado para él; porque inexplicablemente para entonces, comenzó a sentir que perdía las fuerzas en sus manos y por ello, nada podía sostener y ahí, recuerdo, comenzó el calvario hasta llegar al estado de invalidez en que actualmente se encuentra. Para mí fue un duro golpe saber que los médicos le habían detectado que padecía de múltiple esclerosis que poco a poco le fue reduciendo su capacidad de movimiento, pero gracias a Dios, no sus facultades mentales que hacen de Teto Carmona, mi amigo, un verdadero ejemplo de estoicismo, aceptación y resignación.

Platicar con Teto es contagiarse de optimismo, entusiasmo y alegría porque es un verdadero ejemplo de fe y gratitud a Dios, ese Ser Supremo Creador de todas las cosas visibles e invisibles. Y como dice Teto: "Qué sería de mi si estuviera en El Salvador...

en qué luna hubiera adquirido la asistencia protectora del Estado con todos los servicios de que goza aquí"

Gracias Teto por tu bondadosa amistad, diáfana y sincera, sin arrugas ni nudos que soltar. Que Dios te bendiga y te de siempre ese optimismo y alegría contagiosa.

Teto, tu familia cuida de ti y tú de ella y Dios cuida de todos ustedes y de nosotros también.

Gracias

Ramiro Menjívar.

Memorables recuerdos de dos familias amigas;

Hace ya aproximadamente veinticinco años desde que muchas familias salvadoreñas fueron recibidas por Australia y acomodadas en diferentes Estados del país. Aquí, en Western Australia, las familias emigrantes fueron alojadas, unas en Fremantle y otras en apartamentos ubicados en los suburbios de Osborne Park y Tuart Hill. Fue algo maravilloso para nosotros porque tuvimos la oportunidad de conocer agradables personas que con el tiempo vendrían a ser verdaderas familias amigas, tal fue el caso con la familia Carmona, integrada por nuestro amigo Teto, su abnegada esposa Lochi y sus dos ejemplares hijos; Hazel y Kevin.

Nuestros primeros encuentros se dieron por casualidad pero que dejaron huella en nosotros porque juntos afrontamos momentos difíciles por el nuevo idioma al que estábamos enfrentándonos. Recuerdos que en esos primeros días en que tratábamos de sobrevivir frente a las nuevas circunstancias que el destino nos había puesto. La familia Carmona recibió una oferta de ayuda y el cual se decía: "pick up, please", naturalmente que nosotros entendimos que debíamos de llevar un "pickup", que en nuestro país, como todos conocemos, se trata de un pequeño vehículo de carga. Como eso lo veíamos como un verdadero problema que para ese tiempo era imposible para nosotros resolver, yo pensé que si llevábamos una trailer, el problema de la falta del "pickup" quedaría resuelto y así lo hicimos y nos presentamos a la institución donante con nuestra trailer y... tremenda sorpresa que nos llevamos Teto y yo. Los de la institución donante no recibieron muy amables y nos entregaron dos bolsas plásticas con alguna ropa y alimentos. Para que les cuento, Teto y yo nos reíamos de nuestra ignorancia por la falta de comprensión del nuevo idioma.

Una de las cosas que hicieron que tanto Teto como yo nos identificáramos plenamente, fue nuestra pasión común por el futbol y así fue como dentro esos primeros pasos por estas tierras australianas, tuvimos la oportunidad de pisar muchas canchas, representando a un querido Club Latinoamericano llamados Andes. Con el pasar de los años, nos vimos involucrados en la participación de un equipo de futbol representando a nuestro querido Pulgarcito, en el Mundialito, pero esta vez no como jugadores, sino como dirigentes, en el cual Teto mostró su gran capacidad y entrega a promover el futbol en nuestra comunidad.

Quiero, para terminar, compartir con todos aquellos que tengan la oportunidad de leer estas palabras, mi admiración y respeto para nuestro querido amigo Teto por su ejemplo y estoicismo, por su inmensa capacidad de aceptación de una experiencia de vida, como la que él vive en el presente y por mostrarnos el inmenso valor que tiene la vida, con sus sonrisas y alegría,

Con mucho cariño y aprecio

Roberto Galán y familia.

A mi amigo y familia;

Tal vez amigo no hayan sido muchas las veces y circunstancias en que nos hemos encontrado en esta bonita ciudad de Perth, quizá porque arribamos a este lugar en diferentes años y porque las situaciones e intereses personales y de familia hayan sido diferentes.

Sin embargo de esas veces y ocasiones hago memoria cuando allá por los años 91/92 en una cancha del Tuart Collage, en Tuart Hill, un grupo, principalmente de salvadoreños, nos reuníamos para realizar "mascones de fútbol", tal vez con la idea de que eso fuera un medio de distracción y sublimar así la nostalgia, especialmente para los que estábamos recién llegados a este país, derivada por los recuerdos de todo aquello que cada quien había dejado en lo que había sido y creo todavía es, nuestra tierra natal.

Vi y conocí entonces al jugador habilidoso, como había otros tantos, que marcaba como defensa y a veces como volante que denotaban su experiencia como tal. Me refiero así a la persona del que es y será mi amigo TETO.

Después hubo otras circunstancias de carácter social que me permitieron ir conociendo a los otros miembros de tu grupo familiar, tu amada esposa Lochi y tus hijos Hazel y Kevin.

Pasaron los años desde esas épocas y acontece el aparecimiento de tu enfermedad y al saber de ella, buscaba las oportunidades para saludarte, ocasiones en las que nunca noté en tu persona el hombre fallido, resentido de su situación y auto marginado socialmente. Siempre observé las manifestaciones contrarias a ello.

Camina el tiempo y en razón de haber compartido en tu hogar, contigo, tu esposa, otros compatriotas y ocasionalmente con tus hijos, tiempos de oración a Dios, aquellas muestras de fe, de esperanza y de aceptación de la voluntad divina, una vez más se hicieron evidentes en tu persona y en tu esposa, lo cual demuestra la fortaleza de ambos para continuar en el camino de la vida bajo la guía de Dios.

Con Aprecio,

Francisco González

Agradecimiento Final;

Al final de todo, me parece un sueno haber realizado esta pequeña obra que aún con mis limitaciones físicas he podido escribir. No nací para ser escritor pero creo que Dios me eligió y me ha dejado pasar por esta condición de la que ya les he hablado… con el simple propósito de animar a aquellos que al igual que yo padecen de esta enfermedad 'múltiple esclerosis'.

Profundamente agradezco a quienes de una u otra forma han sido parte en este proyecto y sin perder la fe y la esperanza confío en la mano de Dios que un día muy cercano habrá una cura a esta enfermedad.

La Vida es bella,

Vale la pena vivirla,

Siempre dando gracias a Dios.

Teto.